DU CHOIX DE L'INTERVENTION

DANS LA THÉRAPEUTIQUE CHIRURGICALE

DES HÉMORROÏDES

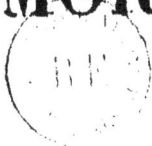

PAR

L. GOLDENBERG

DOCTEUR EN MÉDECINE

MONTPELLIER

SOCIÉTÉ ANONYME DE L'IMPRIMERIE GÉNÉRALE DU MIDI

1908

PERSONNEL DE LA FACULTÉ

MM. MAIRET (✽)..................... Doyen
SARDA........................ Assesseur

PROFESSEURS

Clinique médicale..	MM. GRASSET (✽).
Clinique chirurgicale....................................	TEDENAT.
Thérapeutique et matière médicale..........	HAMELIN (✽).
Clinique médicale.......................................	CARRIEU.
Clinique des maladies mentales et nerveuses..........	MAIRET (✽).
Physique médicale......................................	IMBERT.
Botanique et Histoire naturelle médicale......	GRANEL
Clinique chirurgicale...................................	FORGUE (✽).
Clinique ophtalmologique.............................	TRUC (✽).
Chimie médicale.......................	VILLE.
Physiologie...	HEDON.
Histologie...	VIALLETON.
Pathologie interne	DUCAMP.
Anatomie..	GILIS.
Opérations et Appareils...............................	ESTOR.
Microbiologie...	RODET.
Médecine légale et Toxicologie......................	SARDA.
Clinique des maladies des enfants...................	BAUMEL.
Anatomie pathologique................................	BOSC.
Hygiène	BERTIN-SANS H.
Pathologie et thérapeutique générales...............	RAUZIER.
Clinique obstétricale...................................	VALLOIS.

Professeur adjoint : M. DE ROUVILLE.
Doyen honoraire : M. VIALLETON.
Professeurs honoraires : M. E. BERTIN-SANS (✽), GRYNFELTT
Secrétaire honoraire : M. GOT

CHARGÉS DE COURS COMPLÉMENTAIRES

Clinique ann. des mal. syphil. et cutanées.. .	MM. VEDEL, agrégé.
Clinique annexe des maladies des vieillards ...	VIRES, agrégé.
Pathologie externe.....................	LAPEYRE, agrégé libre.
Clinique gynécologique	DE ROUVILLE, prof. adj.
Accouchements.	PUECH, agrégé libre.
Clinique des maladies des voies urinaires	JEANBRAU, agrégé.
Clinique d'oto-rhino-laryngologie..............	MOURET, agrégé libre.

AGRÉGÉS EN EXERCICE

MM. GALAVIELLE.	MM. SOUBEIRAN.	MM. LEENHARDT.
VIRES.	GUÉRIN.	GAUSSEL.
VEDEL.	GAGNIÈRE.	RICHE.
JEANBRAU.	GRYNFELTT Ed.	CABANNES
POUJOL.	LAGRIFFOUL.	DERRIEN.

M. IZARD, Secrétaire.

EXAMINATEURS DE LA THÈSE

MM. FORGUE, Professeur, Président.	MM. JEANBRAU, Agrégé.
RAUZIER, Professeur.	RICHE, Agrégé.

A LA MÉMOIRE DE MON REGRETTÉ PÈRE

A MES PARENTS ET AMIS

L. GOLDENBERG.

A TOUS MES MAITRES

DE LA FACULTÉ DE MÉDECINE DE MONTPELLIER

Respectueuse expression de notre bien vive gratitude.

L. GOLDENBERG.

AVANT-PROPOS

Nous voyons arriver avec joie et grande émotion le jour qui doit couronner nos efforts, et c'est pour nous un devoir très agréable de rendre hommage publiquement à nos Maîtres de leur enseignement et de l'amitié que certains d'entre eux nous ont témoignée.

Nous tenons tout d'abord à remercier notre éminent Maître, M. le Professeur Forgue, sous l'inspiration duquel nous avons entrepris cette étude. Nous avons tenu à honneur de traiter cette question aussi clairement et complètement que possible et de présenter à notre Maître un travail qui pût le satisfaire. Qu'il nous permette de lui adresser nos sincères remerciements pour l'honneur qu'il nous fait en acceptant la présidence de notre thèse inaugurale, et nous le prions d'agréer le témoignage de notre entier dévouement pour sa bienveillance et pour l'amitié dont il nous a honoré au cours de notre internat.

Nous conserverons le meilleur souvenir de M. le Professeur Grasset, qui nous a témoigné sa sympathie et la plus grande bienveillance.

M. le Professeur Rauzier n'a cessé de nous entourer de son affection et de nous considérer comme son ami plutôt que son élève. Combien les paroles de Nothnagel sont vraies: « Nùr ein gute Mensch kann ein gùter Arzt sein ! » Que M. le Professeur de pathologie générale nous permette de lui dire combien est grande la reconnaissance et la sympathie que nous avons pour lui.

Ce sera toujours avec plaisir que nous nous rappellerons les heures passées à écouter les conférences d'internat de M. le Professeur agrégé Jeanbrau ; nous le prions de vouloir bien agréer l'expression sincère de nos vifs remerciements.

M. le Professeur agrégé Riche nous a, au cours de nos études, donné de nombreuses marques d'estime et d'amitié ; qu'il soit assuré de notre bon souvenir.

DU CHOIX DE L'INTERVENTION

DANS LA THÉRAPEUTIQUE CHIRURGICALE

DES HÉMORROÏDES

INTRODUCTION

Hippocrate préconisait le fer rouge pour détruire les bourrelets hémorroïdaires. Vingt-trois siècles se sont écoulés, d'innombrables procédés ont été préconisés, et bien que l'excision totale de la muqueuse hémorroïdaire à la façon de Witchead demeure la méthode maîtresse, un certain nombre de chirurgiens d'aujourd'hui reviennent plus ou moins à des méthodes qui se rapprochent de celle décrite quatre cents ans avant Jésus-Christ par le père de la Médecine.

Hippocrate considérait les hémorroïdes comme des dilatations veineuses; aujourd'hui encore, la doctrine classique est d'admettre la considération de Valeus : *haemorrhoïdes nihil aliud sunt quam varices venarum ani*. A titre de document, il convient de signaler l'opinion de Reinbach (1897). Car si Quenu, en étudiant la structure microscopique des hémorroïdes, a conclu que la lésion primaire est une lésion veineuse, une endophlébite, intéressant aussi les capillaires,

Reinbach, en examinant systématiquement des régions saines de l'anus et des régions atteintes d'ectasie veineuse, a trouvé que les hémorroïdes ne sont pas des formations variqueuses des veines hémorroïdales. Ce sont, pour lui, des véritables tumeurs bénignes constituées par une néo-formation des vaisseaux — ce sont des angiomes. — En même temps que la formation vasculaire, il se produit aussi, dit-il, une néo-formation de substances conjonctives fondamentales. Quelquefois il y a un processus inflammatoire sous forme de stase veineuse comme sorte de complication à côté de la néoplasie ; — cette stase n'est pas pour Reinbach un processus primaire comme le dit Quenu.

La définition même des tumeurs fait accepter difficilement la théorie de Reinbach. Le double caractère de persistance et d'accroissement fait différencier les tumeurs des dilatations vasculaires et des néoplasies inflammatoires.

Une foule de traitements ont été proposés, les uns agissent contre la douleur, contre les poussées inflammatoires. Il a fallu arriver au traitement chirurgical, à l'excision, pour agir sur l'ectasie veineuse elle-même. Les progrès de la chirurgie ont permis de faire l'excision totale du cylindre muqueux chargé des bourrelets hémorroïdaux. Certains chirurgiens sont partisans d'une excision économique, partielle, limitée aux hémorroïdes et respectant la muqueuse saine.

Ce que nous voudrions essayer de montrer, c'est que, conformément à l'enseignement et à la pratique de M. le professeur Forgue, l'excision totale, annulaire, en virole, reste le procédé radical. Mais cette dissection circonférentielle de la muqueuse ne va pas sans quelques inconvénients, sans quelques difficultés, et que, dans certains cas, on peut lui substituer, avec un égal résultat thérapeutique et avec une plus grande simplicité d'exécution, l'excision partielle, segmentaire, qui, grâce à la forcipressure et à l'excision

au thermocautère, est extra-rapide, constamment bénigne,
le plus souvent suffisante et de moindre difficulté.
A la dissection annulaire, on substitue l'excision segmentaire, par quartiers limités aux points où les saillies variqueuses sont à leur maximum.

Dans un premier chapitre, nous allons poser les indications d'un traitement opératoire et insister sur l'échec ou
l'insuffisance des moyens médicaux.

Nous indiquerons ensuite l'excision totale avec ses avantages et ses inconvénients. Nous passerons, dans un
troisième chapitre, à l'excision partielle en insistant sur
l'excision segmentaire à l'aide du thermocautère comme
la pratique M. le professeur Forgue, méthode très simple,
très rapide et suffisante.

Après avoir donné un aperçu des divers procédés employés
encore aujourd'hui à l'étranger : ligature, écrasement, etc.,
nous terminerons par l'exposé de quelques observations
personnelles de malades : une observation de rétrécissement très grave de l'anus, consécutif à l'excision totale de
la muqueuse; un cas de désunion de la suture muco-
cutanée, après l'excision totale par le procédé du bouchon,
et trois cas de malades atteints d'hémorroïdes traitées avec
succès par le procédé du thermocautère.

CHAPITRE PREMIER

Indications du traitement opératoire des hémorroïdes

Selon que les bourrelets portent sur les veines hémorroïdales internes (supérieures) ou externes ; en d'autres termes,
selon que leur siège est au-dessus ou au-dessous du sphincter
anal, on a affaire des hémorroïdes internes ou des hémorroïdes externes.

Essayons tout d'abord d'étudier les cas où une intervention chirurgicale serait contre-indiquée.

Il est évident que les affections graves qui apportent
une gêne notable à la circulation porte : les tumeurs, abdominales volumineuses, la sclérose avancée, du foie, l'ascite,
les néoplasmes des ganglions mésentériques et prévérté-
braux, les tumeurs des reins, les affections cardio-pulmo-
naires à une période très avancée, sont susceptibles de pro-
voquer la dilatation des veines rectales (les hémorroïdes
passives de Verneuil). L'état général du malade, dans ces
cas, est tellement précaire que toute intervention chirurgicale serait contre-indiquée. La maladie générale doit être
ici traitée.

Les inflammations utérines, péri-utérines ou ovariennes,
amenant des hémorroïdes, nécessitent évidemment un traitement causal. Nous pouvons en dire autant des affections
urinaires : varices du col, cystite chronique, calculs, hyper-

trophie prostatique rétrécissement de l'urèthre, etc., ainsi que des hémorroïdes, dans les cas de grossesse.

Voici maintenant un malade porteur de nombreuses hémorroïdes. Pendant longtemps, il ne présentera aucun symptôme gênant; ce sont des hémorroïdes constitution-nelles, idiopatiques, comme les appelle Duplay. Un jour, il commence à souffrir : douleurs vives pendant la défécation ; plus tard cette douleur est accentuée pendant la marche et même dans la station assise : sensation de serrement, de déchirures, de brûlure s'irradiant vers le bas-ventre et pro-voquant du ténesme rectal et quelquefois vésical.

Un autre malade voit, comme premier signe de l'existence de ses hémorroïdes, une hémorragie après la défécation. A partir de ce jour, très souvent les saignements se répètent, le malade s'anémie de plus en plus.

Enfin, dans un autre cas, le malade, à l'occasion de la défé-cation ou pendant une poussée congestive, voit s'entraîner au dehors son paquet hémorroïdaire. Au début, il le rentre à l'aide de ses doigts, mais le sphincter s'affaiblit, et nous avons la procidence permanente des hémorroïdes internes. Fréquemment le sphacèle des bourrelets se produit et le travail d'une inflammation chronique s'installe, s'accompa-gnant, bien entendu, de symptômes généraux quelquefois très graves.

Pour Forgue et Reclus, lorsque « les accidents sont de médiocre importance un traitement médical suffit. Mais il en est tout autrement dès que les varices rectales devien-nent douloureuses, saignantes et procidentes ».

Robin divise les hémorroïdes, au point de vue du traite-ment, en trois groupes :

1° Hémorroïdes qui restent indifférentes ;

2° Hémorroïdes à accidents simples, — un traitement médical est alors suffisant ;

3° Hémorroïdes à accidents compliqués, — un traitement chirurgical est nécessaire.

A. Ricard considère les indications d'un traitement chirurgical dans les cas suivants :

1° Procidence constante des hémorroïdes avec tendance de plus en plus marquée au prolapsus de la muqueuse rectale ;

2° Réduction difficile des hémorroïdes prolabées ;

3° Gêne considérable de la marche et de la station assise ;

4° Douleurs vives à la défécation ;

5° Fréquences des poussées inflammatoires douloureuses et surtout des hémorragies.

Le traitement insuffisant peut être :

1° Un traitement médical interne;

2° Un traitement topique.

Nous allons décrire aussi rapidement que possible ces divers traitements.

I. — TRAITEMENT INTERNE

Lorsque les hémorroïdes sont externes, petites, flasques, molles et indolores, on s'abstient, naturellement, de toute intervention active.

On combat la constipation à l'aide des différents laxatifs. Pas de drastiques. Gaston Lyon recommande la poudre de réglisse composée. L'huile de ricin, le cascara, le podophylle sont donnés avec effet par Herzen.

Comme médicaments à l'intérieur, on a vanté le piment annuel (*capsicum annuum*, Solannées, Allègre) la mille-feuille (*Achillea millefolium*, Synanthérées, Teissier) la petite che-

lidoine (*ficaria ranunculoïdes*, Berlemont), l'*hamamelis virginica* (Thèse de Paris 1884, Guy).

Freund recommande d'introduire dans le rectum 30 grammes d'eau froide après chaque défécation, eau que l'on garde
le plus longtemps possible. Les lavements à 45° (Lan-
dowsky) à 50-55° (Reclus) avec lavages du périnée, paraissent
donner de bons résultats, surtout contre l'élément douleur.
Dans les cas compliqués de rectite avec écoulement muqueux, la plupart des auteurs préfèrent des lavements
froids.

On recommande enfin des promenades quotidiennes, des
exercices musculaires et un régime évitant les aliments qui
produisent de la constipation. Manger surtout des légumes et
des fruits mûrs (Teissier, Lyon).

II. — TRAITEMENT TOPIQUE

Voyons maintenant rapidement les moyens locaux, les
médicaments à l'usage externe, préconisés pour guérir les
hémorroïdes.

Unna applique une pommade à base de chrysarobine, Kos-
soboudskji a traité par ce procédé 22 cas avec résultats satisfaisants. Il nettoie les hémorroïdes externes avec une solution
d'acide phénique à 2 % et applique 3-4 fois par jour la
pommade suivante :

Chrysarobine...................	0.8 gr.
Iodoforme.....................	0.3 —
Extrait de belladone	0.6 —
Vaseline	15 —

En cas d'hémorragie, il ajoute un astringent.

Lorsque les hémorroïdes sont internes, il emploie des suppositoires ainsi formulés :

Chrysarobine.................. 0.08 ctgr.
Iodoforme.................... 0,02 —
Extrait de belladone .... 0.01 —
Beurre de cacao .... 2 gr.
Glycérine q. s. p. un supp. n°....

Mossé a vu disparaître des phénomènes d'étranglement et d'inflammation, a arrêté le saignement très abondant des hémorroïdes à l'aide de tampons de coton, trempés dans une solution forte d'adrénaline. Le docteur Demay (de Certan) a consacré un article dans le *Journal de médecine*, de Bordeaux, à ce mode de traitement. Il emploie un mélange de cocaïne et d'adrénaline contre la douleur et les hémorragies en, suppositoires, et en solution à l'usage externe. Van Lavandal badigeonne le bourrelet avec de l'acide nitrique. Hirschorn recommande sa pommade contenant des astringents et des antiseptiques (acide borique, oxyde de bismuth, iode, oxyde de zinc, acide phénique, phénol, ichtyol). Il emploie l' « Analan » — c'est ainsi qu'il appelle sa pommade — avec succès contre tous les symptômes des hémorroïdes : flux, douleur, démangeaison, etc. Naegeli-Akerblom préfèrent une pommade au calomel.

La méthode américaine consiste à injecter à l'intérieur des hémorroïdes une solution d'acide phénique (Kelsey) : mélange d'une partie acide phénique, trois parties glycérine et trois parties eau : injection de 5 gouttes tous les huit jours. Ce procédé douloureux donne souvent des ulcérations qui ont amené une fois une suppuration de l'espace ischio-rectal. Blackwood a été obligé de recourir à la morphine pour calmer la douleur et à la quinine pour faire tomber la fièvre pro-

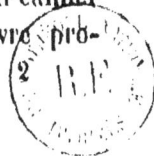

duite par l'injection de 3 jusqu'à 6 gouttes d'une solution concentrée d'acide phénique. Agnew ajoute à la solution d'acide phénique à 50 % de l'acide salicylique boraté et du tannin. Armstrong, Trinkler, Hay, Thiele, ont employé cette méthode, avec de petites modifications. Roux fait précéder l'injection par une dilatation anale. Ces méthodes modificatrices ont pour but de produire une réaction inflammatoire aseptique qui amène une thrombose et finalement, l'oblitération des bourrelets. Nous avons vu que l'on peut employer des substances en attouchement sur les bourrelets hémorroïdaires ou bien des injections interstitielles. Etudions, maintenant, l'électrolyse et la haute fréquence.

Electrolyse. — Nous n'avons pas trouvé d'indication de traitement des hémorroïdes par *l'électrolyse* autre que le procédé d'Andrew. Il injecte, à l'aide d'une seringue de Pravaz, dans le bourrelet hémorroïdaire, une solution de cocaïne jusqu'à l'anesthésie complète, met ensuite en contact l'aiguille de la seringue avec un pôle de la batterie, enfonce l'aiguille de l'autre pôle dans le même bourrelet, et croit obtenir par ce procédé une destruction et une coagulation du bourrelet variqueux.

Davis, de Philadelphie, après anesthésie locale à la cocaïne, introduit le sphynctéroscope de Kely, et, à l'aide d'un *brûleur électrique* étroit, fait l'ablation des bourrelets. Dans la discussion qui a suivi la communication de ce procédé à l'Académie de Chirurgie de Philadelphie, la plupart des chirurgiens présents se sont déclarés pour la cautérisation à l'aide du thermocautère.

La haute fréquence. — *Procédé de Doumer.* — En 1900, le professeur Doumer, de Lille, a établi une technique opératoire qu'il présenta au Congrès d'Electrologie et Radiologie médicale.

Il consiste dans l'emploi des courants de haute fréquence fournis par le résonnateur Oudin et appliqués au niveau des bourrelets hémorroïdaires à l'aide d'électrodes à manchon de verre ou d'électrodes en cuivre coniques à bout arrondi, permettant de pénétrer plus ou moins profondément dans l'anus.

Avec l'électrode à manchon de verre, on ne doit pas donner des courants trop forts. On règle le résonnateur depuis l'intensité minima jusqu'au moment où l'on aperçoit dans la partie vide, annulaire, de l'électrode une lueur violacée ne produisant aucune sensation désagréable Lorsque ce réglage est effectué, on interrompt le courant primaire, on huile l'électrode, on le met en place, et alors seulement on fait passer le courant.

Le manchon en verre est quelquefois percé par une étincelle ; le malade ressent alors une piqûre. Ouin couvre le manchon d'un doigt de caoutchouc. Avec l'électrode métallique, c'est beaucoup plus simple. On rend au résonnateur, d'emblée, toute son intensité.

Les séances durent 2-5 minutes.

Dans le procédé du professeur Imbert (thèse Filipi. Montpellier, 1904), « l'un des pôles du solénoïde de H. F. est relié à terre au moyen d'un fil conducteur attaché à une plaque qui repose sur le sol (on peut laisser le pôle absolument libre sans communication avec la terre). L'autre extrémité du solénoïde de H. F. est munie d'un fil conducteur qui va aboutir à l'une des bornes du résonnateur d'Oudin. A la deuxième borne du résonnateur est fixé le fil conducteur destiné à l'électrode. »

Depuis quelque temps, on a ajouté à ce traitement des applications d'aigrett de H. F., principalement dans les cas d'hémorroïdes externes.

Doumer conseille de cesser le traitement au bout de cinq

à sept séances, pendant une vingtaine de jours. Marquès a publié 5 observations et arrive aux conclusions suivantes : Les résultats sont très encourageants. Les avantages seraient : l'inocuité absolue ; le soulagement immédiat de la douleur ; faculté pour le malade de ne pas interrompre ses occupations ; diminution rapide et souvent disparition des hémorragies et quelquefois des bourrelets hémorroïdaires.

Dans les cas aigus (Filipi), les résultats sont brillants. Dans les cas chroniques, ce procédé, « s'il n'a pas la prétention de supprimer radicalement les hémorroïdes, permet néanmoins d'obtenir la sédation des phénomènes douloureux ». Maqué (Thèse de Paris, 1904) arrive à peu près aux mêmes conclusions. En cas d'insuccès, dit-il, « le traitement par la haute fréquence peut être suivi du traitement chirurgical ». D'après Delherm et Laguerrière, « les hémorroïdes très anciennes ne disparaissent pas, mais deviennent indolores ». Dans les cas chroniques, dit Allaire, « l'effet est très lent à obtenir ».

Bokenham publie sa statistique (*Lancet*, 1904). Il emploie le procédé de Doumer. Nous passons outre les fissures, le prurit anal, pour nous arrêter aux cas des hémorroïdes. Il divise sa statistique en :

1º Cas d'hémorroïdes récentes ;
2º H. chroniques ;
3º H. étendues ;
4º H. post-partum.

Dans la première catégorie, sur 25 cas, il obtient, en employant 4 jusqu'à 11 séances : 14 guérisons, 9 améliorations sensibles. Dans le second groupe, sur 31 cas (9-18 séances), 9 guérisons, 20 améliorations sensibles et 5 améliorations moins notables. La troisième catégorie est moins favorable : sur 12 cas (7-15 séances) pas de guérisons, 0 amé-

liorations notables et 6 moins sensibles. Dans les hémorroïdes occupant une large surface, sur 16 cas (12-30 séances),
7 ont été améliorés, 9 non améliorés. Enfin dans les hémorroïdes post-partum, sur 6 cas (8-9 séances), 4 guérisons,
2 améliorations.

———————

CHAPITRE II

L'excision totale

Pratiquée d'abord par Reclus, Ella (Boston), Sendler (Magdebourg), Mikulicz (Breslau), Wolkowitsch (Saint Pétersbourg), l'excision totale est surtout réglée depuis la communication de Whitehead (1887) concernant 300 cas d'hémorroïdes opérées par son procédé.

Voici, résumée, la technique de cette méthode.

Les soins préopératoires sont analogues à ceux que nous allons indiquer en étudiant l'excision partielle à l'aide du thermocautère. Nous pouvons en dire autant de l'anesthésie ainsi que de la position du malade.

La dilatation digitale de l'anus terminée, Terrier recommande d'enfoncer une compresse stérilisée dans l'ampoule rectale après lavage soigné du rectum et des bords de l'anus. On incise juste à l'union de la peau de la muqueuse (Delbet). La dissection de la muqueuse, à l'aide des ciseaux et des doigts, commence par la demi-circonférence inférieure (Courcières), on poursuit cette dissection jusqu'au-dessus du sphincter interne. Jusqu'au bord supérieur de ce muscle, se trouve (à partir du bord marginal de la muqueuse anale) un espace rempli de tissu conjonctif lâche, permettant de séparer facilement la muqueuse rectale. Au niveau du bord supérieur du sphincter interne, le muscle devient adhérent à la sous-muqueuse. — Ligature des artères. On abaisse le cylindre muqueux que l'on résèque.— On suture à la peau la tranche muqueuse ainsi obtenue, en ayant soin de prendre peu de peau, mais de remonter assez haut sur la muqueuse. Beaucoup de chirurgiens font cette suture au catgut. Whitehead, Dupraz, Wolkowitsch, préfèrent la soie, Djakonow le crin de Florence. — Gros drain, entouré d'une compresse, vaselinée dans le rectum. Pansement et bandage en T. Constiper le malade qui reste au régime lacté une semaine.

Les avantages de ce procédé sont, d'après Whitehead, les suivants :

1° L'incision circulaire au bistouri est une opération simple, qui ne nécessite pas un arsenal chirurgical bien compliqué:

2° C'est une « cure radicale » qui, sectionnant toute la muqueuse, enlève, du même coup, la totalité des veines ectasiées.

3° La méthode est naturelle, nullement en contradiction avec ce que nous savons de la chirurgie et de l'anatomie du trajet recto-anal ;

4° La douleur post-opératoire est relativement peu intense.

Whitehead soutient que cette opération n'est pas sanglante. Il évalue à deux onces la quantité de sang perdu.

Cette méthode convient aux cas d'hémorroïdes totales (internes et externes) en bourrelet circonférentiel volumineux, également développé sur toute la circonférence, loin d'étranglement. On l'applique encore chez l'adulte bien constitué, les hémorroïdes étant absolument à leur état normal, c'est-à-dire pas de tissu enflammé, ni ulcération de la peau ou de la muqueuse, ni abcès phlébitique ou thrombophlébite ; ni complication de fissures à l'anus, ou rectite, ou tumeurs prolabées incarcérées.

On a reproché à l'opération du chirurgien de Manchester d'être longue, très délicate, nécessitant de très grands soins d'asepsie, d'être, quoi qu'en dise Withehead, très hémorragi-

que (Monod),;de laisser quelquefois des sténoses cicatricielles.
L'adaption exacte de la muqueuse à la peau n'est pas toujours obtenue, il arrive alors qu'on a des petites surfaces
granulant difficilement entre les points de suture, « quand
ce n'est pas toute la suture qui a lâché » (Talke).

Avant d'insister sur les inconvénients que présente l'excision, nous allons indiquer quelques méthodes qui ont été
préconisées pour remédier aux inconvénients du « Whitehead » typique.

C'est ainsi que le procédé roumain de Vercesco-Potârca,
la méthode du bouchon, dispense, d'après les auteurs, « des
nombreuses et difficiles précautions antiseptiques » ; il assure
l'hémostase et la propreté du champ opératoire, permet
une suture cutanéo-muqueuse plus régulière, maintient la
tonicité du sphincter, et, par sa rapidité d'exécution, abrège
l'acte opératoire qui dure, d'après Potârca, vingt minutes.

Voici, en quelques mots, la technique de cette méthode,
telle que nous l'avons vue employer par le professeur Forgue
(les figures, ci-jointes, empruntées à la troisième édition de
sa *Thérapeutique chirurgicale,* sous presse, en précisent les
temps) :

Après dilatation digitale complète de l'anus, il introduit
un cylindre en liège (de 0,08 en longueur sur 0,03 de
grosseur percé par le centre de son diamètre longitudinal
d'un fil de cuivre recourbé formant un manche), jusqu'au
niveau des marges de l'orifice anal. Le cylindre reste en
place, emprisonné par la muqueuse qui lui adhère et tenu
fixé par une main dans cette situation ; au pourtour de l'orifice anal, sur la limite de la peau et de la muqueuse, « on
fiche obliquement de dehors en dedans, des épingles espa-
cées à 0,01 centimètre de distance l'une de l'autre » (Potârca), les épingles pénètrent la muqueuse et vont se fixer
dans le bouchon de liège; M. Forgue fait une incision cir-

conférentielle, à l'aide de petits ciseaux recourbés en dehors
de la ligne des épingles (pl. I). Il refoule la marge, des tégu-
ments de la plaie et le sphincter, en laissant sur le tube
muqueux rectal fixé sur le bouchon tout le paquet hémorroïdal ; il incise alors circulairement avec un bistouri la
muqueuse sur le bouchon au delà de la zone malade (pl. II)
et il suture « les marges du fourreau muqueux central avec
les marges tégumentaires de la plaie externe » (pl. III et IV).

Procédé de Villard (de Lyon). — Pour diminuer la perte
de sang dans l'excision totale, Villard a modifié l'opération
de Whitehead. Celui-ci dissèque le cylindre muqueux
de bas en haut et recoupe sans cesse les mêmes vaisseaux,
notamment les branches descendantes qui viennent de
l'artère hémorroïdale supérieure, car les artères du rectum
ont une direction longitudinale.

Voici la technique de Villard d'après le *Lyon médical* :
Anesthésie générale. Position de la taille périnéale. Dilatation de l'anus. — « Le bourrelet est alors projeté au dehors à
cause du relâchement du sphincter, et des efforts inconscients
faits par le malade. Je saisis alors avec 4 ou 6 pinces hémosta-
tiques la muqueuse rectale saine au-dessus de la zone des
paquets variqueux. Ces pinces repèrent la région et facilitent
l'opération en abaissant le cylindre muqueux. Je commence
alors la dissection et l'extirpation de tout le bourrelet hémorroïdal. A la partie antérieure de l'anus, j'amorce l'extrémité
de deux incisions circulaires concentriques : l'une est faite à
l'union de la muqueuse et de la peau ano-rectale en dehors,
et par conséquent au-dessous des paquets variqueux; l'autre,
interne, au niveau de la muqueuse rectale saine, c'est-à-dire
en dedans ou plutôt au-dessus du bord des lésions; un coup de
ciseaux donné verticalement au niveau de la commissure antérieure de l'anus réunit l'extrémité des deux incisions circulai-

res et permet d'enlever par dissection toute la bande de tissu variqueux comprise entre elles. Dès lors, en allant de proche en proche et en conduisant simultanément mes deux incisions circulaires, et la dissection de la muqueuse variqueuse, j'enlève, dans le sens inverse des aiguilles d'une montre, tout le cylindre hémorroïdal, sous forme d'une bande continue, car je pousse les incisions concentriques et la dissection jusqu'au moment où, après avoir fait ainsi tout le tour de l'anus, je retrouve vers la commissure antérieure le point de départ. L'ablation des paquets hémorroïdaires est faite jusqu'au contact du sphincter, beaucoup plus superficiellement qu'on ne pourrait le supposer. »

En ce qui concerne les sutures, Villard fait deux surjets à droite et à gauche de la ligne médiane ou un seul surjet circulaire réunissant la muqueuse à la peau ano-rectale

On voit donc que, dans ce procédé, on extériorise les lésions et on ne dissèque pas dans la profondeur, ce qui simplifie les manœuvres. Villard a opéré par ce procédé 18 malades ; chez plusieurs, la réunion n'a pas été parfaite, mais il n'a pas remarqué de rétrécissement, trois fois de l'incontinence d'urine, temporaire, post-opératoire.

Mikulicz croit avoir une technique facile et simple, laquelle, d'après Reinbach, évite les rétrécissements, assure 'extirpation totale et la réunion par première intention sans danger, d'infection et d'hémorragie secondaire. Le décubitus du malade est latéral, la cuisse fortement fléchie. Après dilatation, on saisit les bourrelets et l'on attire toute la portion de la muqueuse rectale couverte d'hémorroïdes. Incision circulaire au niveau de l'anus ; dissection du cylindre muqueux ; excision circulaire des bourrelets. La muqueuse rectale au-dessus de chaque bourrelet excisé est immédiatement suturée à la muqueuse anale, de telle sorte que l'excision muqueuse étant terminée, la suture muco-cutanée est finie presque en même temps.

Pour ne plus avoir une désunion complète entre la muqueuse et la peau, Quenu, au lieu de réséquer le cylindre muqueux, dépouille celui-ci de toute la couche vasculaire qui lui est sous-jacente et suture la muqueuse à la peau. Il faut pour cela, naturellement, que la muqueuse ne soit pas altérée.

Reclus, pour éviter le même inconvénient, c'est-à-dire la rétraction vers le rectum, laisse en avant et en arrière de l'anus, deux ponts muqueux, « qui maintiendront plus aisément les lambeaux des deux demi-circonférences excisées, au contact l'un de l'autre ».

Inconvénients de l'excision totale. — Malgré les améliorations que l'on porte au procédé de Whitehead, on cite encore dans la littérature médicale assez d'inconvénients. Passons les donc en revue

La difficulté de la dissection du cylindre muqueux mentionnée par plusieurs chirurgiens est considérablement palliée par le procédé du bouchon.

Sur 184 cas d'excision totale, Ssujetinow cite quatre hémorragies secondaires ; Penrose mentionne « une hémorragie très importante » après l'opération de Whitehead. Sur 92 cas opérés par le procédé anglais, Reinbach a eu trois hémorragies, « dont une par désunion de la ligne de suture » Enfin, dans un cas de Liebermann, il s'est produit une hémorragie très abondante et dans le cas de Reinbach l'exitus s'en est suivi.

La désunion complète entre la muqueuse et la peau se produit encore assez souvent malgré tous les soins de technique et d'asepsie. Cette désunion est suivie de l'ascension de la muqueuse. Les fils, dit Reinbach, coupent quel-

quefois les tissus, « chose qui ne peut être prévue même dans
les sutures les plus parfaites ». La ligne de suture est alors
rétractée vers le rectum Notre deuxième observation concerne un cas d'excision totale par le procédé de Potârea
suivie d'une désunion entre la muqueuse et la peau avec
réunion par seconde intention. Liebermann a cité, au douzième Congrès polonais de chirurgie de Cracovie, un cas
pareil après la méthode de Whitehead et trois cas de réunion
par seconde intention. Reinbach cite trois cas de rétraction
de la muqueuse rectale due aux fils de suture qui n'ont
pas tenu.

Le plus grand inconvénient de l'excision totale est le rétrécissement ultérieur, post-opératoire, la sténose cicatricielle.
Notre première observation en fournit un exemple. « Je préfère avoir quelques récidives avec les procédés non circulaires
que les abominables rétrécissements que j'ai observés », dit
Durand à la Société de Chirurgie de Lyon, à l'occasion
d'une communication concernant 18 cas d'exérèse circulaire, faite par Villard (1907). Durand a observé trois
cas de rétrécissements post-opératoires survenus chez trois
malades opérés par le procédé de Whitehead : un par un
professeur de Lyon, l'autre par un chirurgien de Toulouse,
le troisième par « un des meilleurs chirurgiens de la
Suisse ».

Rocher ne pratique plus l'excision totale depuis qu'il a
enregistré un cas de sténose. Ssujetinow mentionne, de même
que Nimier, dans sa statistique, deux cas de sténose cicatricielle. « J'ai fait 21 fois cette opération (le « Whitehead ») et
j'ai toujours eu à lutter contre le rétrécissement de ma bou-
tonnière artificielle, même bordée de muqueuse, parce
que l'anus artificiel n'a pas le point d'appui d'un sphincter »,
dit Vincent, de Lyon.

En général, c'est cette grave complication qui décide les

chirurgiens à employer le moins possible l'exérèse circulaire, annulaire, quand ils n'abandonnent pas complètement
le procédé de Whitehead, qu'ils remplacent par l'excision
partielle. C'est ainsi que Riedel, au XXXI° Congrès allemand
de chirurgie (1902), a déclaré abandonner l'excision totale
à cause de deux rétrécissements post-opératoires très
graves qu'il a observés. Kelsey (Thèse de Martin, Paris
1892-1893) cite un cas de rétrécissement après une intervention à la « Whitehead ». Un malade opéré par ce procédé (Thèse de Courcières, Paris 1907) revient onze mois
après l'opération « et se plaint de n'aller à la selle qu'avec
une certaine difficulté » : à l'examen, « le doigt pénètre
mal dans le rectum ».

Dans les cas peu graves, la dilatation à l'aide des bougies
d'Hégar redonne au sphincter sa souplesse. Le professeur Forgue fait quelquefois la dilatation à l'aide des bougies de stéarine de calibre progressivement croissant.

La rétention d'urine se produit avec autant de fréquence
dans l'excision totale que dans l'exérèse segmentaire.

L'atonie du sphincter, passagère, « variant de quelques
jours à quelques mois » après l'excision totale, se ren-
contre très souvent. Un malade opéré par Raymond,
dans le service de Terrier, a de la peine à retenir les
matières lorsqu'il a de la diarrhée. Au toucher, « on sent
qu'il y a un peu de relâchement du sphincter ». Ssujetinow
cite 16 cas d'incontinence de matières sur 184 malades
opérés par la méthode de Whitehead.

La réunion par seconde intention est souvent consécutive à la désunion entre la muqueuse et la peau. Il se produit
alors des petits tractus fibreux rétractiles qui peuvent
resserrer légèrement l'orifice artificiel. Liebermann cite
quatre réunions par seconde intention après l'excision
totale.

Dans des cas heureusement fort rares, des complications septiques se sont produites. On explique ces complications par l'ouverture des vaisseaux au moment de la dissection du cylindre muqueux et résorption de produits septiques.

En résumé, le Whitehead, à l'encontre de l'opinion courante, ne va pas sans quelques inconvénients.

CHAPITRE III

Excision partielle

Von Langenbeck et la plupart des chirurgiens allemands préfèrent la destruction des hémorroïdes par le fer rouge.

Technique. — Malgré la bénignité de cette petite opération, on n'a jamais à regretter de faire une bonne désinfection du tube digestif. Le malade prend, trois ou quatre jours avant l'intervention, une dose suffisante d'huile de ricin. Tous les matins un grand lavement simple. Quelques bains de siège ne peuvent que rendre de grands services de propreté. Soumis en vue de l'intervention à un régime alimentaire sévère (lait, bouillon, œuf), il reste au régime lacté absolu deux jours avant l'opération et prend la veille 0.04 centigr. d'extrait thébaïque.

Localement, nettoyage de la région qui est rasée, dégraissée au savon et frottée énergiquement avec des compresses imbibées de liquide antiseptique.

Anesthésie générale au chloroforme ou à l'éther. L'opération dure si peu de temps que M. Forgue emploie quelquefois, simplement, le chlorure d'éthyle en inhalation. L'anesthésie locale pourrait à la rigueur suffire, la cocaïne donnant, selon les indications de Reclus, comme l'a obtenu Dombrowski,

3

une analgésie suffisante. Talke cite un cas d'excision à l'aide du thermo, l'analgésie étant produite par la rachi-cocaïnisation.

Le malade est mis en position périnéale ; sous le sacrum on place un drap roulé faisant coussin dur qui le relève fortement, le périnée étant largement étalé. Les cuisses sont fléchies sur l'abdomen et modérément écartées, les jambes fixées en flexion à des montants verticaux.

On pratique la dilatation digitale du sphincter de l'anus en introduisant les deux pouces dos à dos, vaselinés, dans l'anus et en les écartant progressivement, fortement, jusqu'à ce qu'ils soient arrêtés par les ischions. Lorsque la dilatation est maxima, on remarque alors des points variqueux plus saillants. Ce sont ces dilatations plus élevées que l'on saisit avec des pinces de Kocher et Muzeux, les attirant en avant et, à leur base, on place une pince à ligament large, en l'enfonçant profondément dans la muqueuse. Le professeur Forgue emploie les pinces de Segond, qui ne sont que des pinces de Kocher, de dimensions larges, qu'il place suivant la direction des plis radiés de l'anus

·Skillern a une pince spéciale plate, longue de deux pouces et demi et large d'un pouce. La pince d'Ormsby est recourbée en fer à cheval et se ferme à l'aide d'une vis. Entre ces pinces, au-dessous, on glisse une compresse pour éviter que le thermocautère brûle les parties saines de la muqueuse anale. On prend soin qu'il reste entre les pinces une portion notable de muqueuse rectale. On coupe, à l'aide de l'instrument de Paquelin, les bourrelets au deçà des pinces qui écrasent les tumeurs hémorroïdales et qui restent à demeure. On a enlevé ainsi isolément chaque hémorroïde.

Une mèche de gaze ointe de vaseline salolée est introduite dans le rectum. Quelquefois on y laisse à demeure un drain de gros calibre (Smigrodski, 20 fois) entouré d'une même gaze et introduit très doucement. Du coton et un bandage en T complètent le pansement.

Les trois premiers jours, le malade prend 0.04 jusqu'à 0.06 centigrammes d'extrait d'opium, qui calme les plaintes de certains opérés, dues à la position dans le lit : sacrum surélevé, jambes écartées et fléchies. D'autres n'accusent aucune souffrance.

48 heures après l'intervention, on retire doucement les pinces ; le 5° jour, huile de ricin (chaque demi-heure deux cuillerées à café) jusqu'au besoin d'aller à la selle ; à ce moment, lavement huileux. Après l'évacuation, pansement gras après lavage chaud. Ensuite nouvelle constipation de 4 jours.

Pansement tous les 2 jours des surfaces granuleuses.

Guérison en dix jours, en moyenne. Sinon, les malades peuvent commencer vaquer à leurs occupations et viennent se faire panser tous les deux jours, jusqu'à la guérison complète.

Roman v. Baracz recommande, dans les cas d'hémorroïdes prolabées et enflammées, l'excision des bourrelets à l'aide du thermo cautère « par laquelle, dit-il, j'ai obtenu déjà depuis longtemps de très bons résultats ». Koenig, fervent adepte de ce procédé, le trouve « très simple, donnant des résultats très bons, sans suppuration ». Armstrong dit que l'excision par le thermocautère lui rend de grands services. Deaver « préfère à tout autre procédé de forcipresser les bourrelets et de les cautériser à l'aide du « Paquelin ».

Les indications du traitement par le thermocautère sont d'après Mikulicz :

1° Les ulcérations de la peau et de la muqueuse ;

2° Formation d'abcès ;

3° Les phénomènes inflammatoires de phlébite et de périphlébite.

Delbet réserve cette méthode pour les hémorroïdes gan-grenées. De Franchis a employé ce procédé avec excellent résultat dans deux cas de bourrelets s'étendant sur toute la circonférence du rectum. Talke cite des guérisons de tu-meurs hémorroïdales très anciennes par ce procédé : des hémorroïdes datant de 23, 30 et 40 ans chez des vieillards, des affaiblis, des anémiés, des bronchitiques emphyséma-teux, des malades atteints d'hypertrophie de la prostate. Il communique 105 cas. Sur 83 cas traités par la méthode du thermocautère, « opération simple dont les résultats sont très satisfaisants », il a obtenu 88 % guérisons radi-cales, 8.4 % améliorations et 3 % insuccès. Les hémor-roïdes enflammées ne doivent être traitées que par la cautérisation. Dans une thèse de Bonn (Berberich) et dans une de Wurtzbourg (Woerlein), on décrit les bons résul-tats de ce procédé. Stein (Vienne) cite 300 cas traités par la cautérisation d'après la méthode de von Languebeck, avec une seule hémorragie secondaire nécessitant l'enfouisse-ment du point qui saignait (Vien-Med. Wocheschs 1896, n° 50).

Les dangers d'hémorragie consécutive qui ont fait aban-donner à Riedel ce procédé sont en partie écartés dans la méthode que nous venons de décrire, à savoir que les pinces restent deux jours à demeure, tandis que dans les procédés allemands une fois que la forte pince a fait son travail d'é-crasement, elle est enlevée séance tenante. On peut répon-dre de la même façon aux objections de Braatz.

Il faut être très prudent lorsqu'il s'agit d'enlever ces pinces. Écarter très doucement les mors et bien observer, avant de les retirer, qu'il n'y ait pas d'hémorragie. Ces hémorragies sont d'ailleurs très vite arrêtées (Talke).

Quant à la douleur, elle n'est pas très intense et sur-tout ne dure pas longtemps à condition que la mèche intra-rectale comprime doucement les tissus. Souvent les pinces à demeure, prenant un point d'appui sur le plan du lit, provoquent une douleur assez intense. Il s'agit alors, tout simplement, de surveiller la position de l'opéré pour que les pinces portent dans le vide.

Lorsque les hémorroïdes sont très petites, ou le bourrelet très peu volumineux, Tillaux se contente de l'ignipuncture, de même que Schvartz, après dilatation anale et cocaïnisation de la région. Trzebicky a réuni 800 cas opérés avec succès par ce procédé. Ollier emploie très souvent la cautérisation ignée après dilatation préalable. Nous pouvons en dire autant de Berger qui n'a jamais vu ni sténose, ni douleurs intenses post-opératoires. Tuffier est partisan de l'ignipuncture dans les petits bourrelets, et en cela il est de l'avis de Pozzi.

La destruction complète des bourrelets a été faite à un certain moment par Richet à l'aide d'une pince spéciale, chauffée à blanc, qui saisissait la tumeur et la réduisait en cendres, la volatilisait. On cite des cas de pyhoémie post-opératoires et de douleurs excessivement intenses. Ce procédé n'est plus appliqué aujourd'hui.

II. — Excision partielle suivie de suture

Procédé de Monod, basé sur deux considérations : une clinique, l'autre anatomique. Avant Whitehead, les chirurgiens sont arrivés, par des destructions partielles ou cautérisations, à supprimer les pertes de sang et les procidences. La remarque anatomique est due à Arrou qui a trouvé, en injectant par la petite mésaraïque, un rectum hémorroïdaire, trois paquets veineux en boule irrégulière isolés les uns des autres. Ils siègent à 0.01 cm. de la peau de l'anus sous la muqueuse rectale, fortement soulevée par eux. Jamais ils ne remontent à plus de 2 cm 1/2 ou 3 centimètres. Or si on tient compte que chacun d'eux est suspendu à une veine verticale sous-muqueuse comme un pendu à sa corde, on comprend qu'un fil un peu haut placé pourra étreindre de ce côté l'hémorroïde en oblitérant précisément cette veine mère. Un deuxième fil bien placé étreindra la même hémorroïde par en bas. Pour arriver à ce résultat, Monod se sert souvent de la pince-clamp; il place celle-ci de façon qu'elle fasse à la muqueuse un pli vertical.

Voici ce qui caractérise la technique de Monod :

Après des soins pré-opératoires habituels, on place le malade dans la position de la taille, et sous l'anesthésie générale on dilate l'anus (Monod se sert du spéculum de Trélat). On incise ensuite la muqueuse rectale à la base du pédicule en la repérant à mesure avec des pinces à pression; les deux lèvres sont ensuite réunies au catgut.

On aura plus souvent recours à de petits clamps à l'aide desquels on limite d'abord la partie à enlever. Avec une pince de Kocher, on saisit la muqueuse au-dessus du bourrelet; une seconde pince sous le bourrelet, une troisième pince au milieu pour achever de former le pli de muqueuse qui doit être réséquée. Au delà de ces pinces, on applique le petit clamp parallèlement à l'axe du rectum. Le clamp ne doit mordre que la muqueuse sans toucher à la peau. Il est serré à fond. Un fil de catgut est placé au delà de l'extrémité supérieure du clamp en pleine muqueuse saine. Entre ce fil et l'extrémité du clamp commence la résection du bourrelet au bistouri ou ciseaux. Les lèvres de la muqueuse sont suturées à l'aide du catgut n° 1, avec l'aiguille de Reverdin par des points séparés.

Les résultats définitifs seraient excellents. Sa méthode,

dit l'auteur n'amène jamais de sténose. La guérison est rapide.

Le procédé de Lafourcade est, à peu de choses près, identique à celui de Monod, de même que celui de Mitchell.

Procédé de Laplace, de Philadelphie. — La technique est simple : le malade est sur le côté gauche, les cuisses fléchies ; dilatation digitale du sphincter ; on saisit chaque paquet hémorroïdaire avec une pince de Kocher à ses deux extrémités, supérieure et inférieure ; la main gauche exerçant une traction sur l'extrémité supérieure, on détache cette extrémité à l'aide de ciseaux courbes, sur une longueur tout juste suffisante pour qu'un point de surjet au catgut (que l'on amorce aussitôt) permette l'occlusion de la plaie, et l'on continue ainsi, chaque coup de ciseaux étant immédiatement suivi d'un point de surjet. En procédant de même pour chaque paquet hémorroïdaire, on obtient une série de plaies linéaires, réunies par des sutures continues au catgut. L'auteur cite 83 cas.

Les procédés d'Esmarch et de Thebwall diffèrent peu de celui de Laplace.

L'opération de Braatz (1900). — Dilatation de l'anus à l'aide du spéculum de Czerni. Avec le spéculum bi-valve de Simon, on écarte le bord supérieur de l'anus, l'intestin est alors lavé et détergé à l'aide des tampons trempés dans une solution très faible de sublimé. Avec des pinces de Richelot, on saisit le bourrelet ; à sa base, on place la pince plate à hémorroïdes de Jones (légèrement modifiée) et on extirpe le bourrelet à l'aide des ciseaux. On fait une suture continue de la plaie au catgut. Drain rectal non entouré de gaze. Braatz cite 44 cas avec très bons résultats.

Disons, pour terminer l'étude de l'excision partielle, un mot sur l'opération de Remington. L'auteur cite 138 cas traités par son procédé : excision d'une portion ovalaire comprenant l'hémorroïde. Hémostase à l'aide des pinces. La cicatrisation se fait d'elle-même. La durée de la guérison, d'après l'auteur, serait de 8 jours.

CHAPITRE IV

Procédés divers

Nous sommes surpris de voir le nombre de chirurgiens qui emploient encore aujourd'hui des méthodes que nous croyions anciennes et délaissées à cause de leurs inconvénients.

Nous allons dire quelques mots de la dilatation qui reste le premier temps nécessaire de tous les procédés d'excision. Walker traite les hémorroïdes par une dilatation progressive et graduelle, tous les 2-3 jours à l'aide d'un spéculum spécial bi-valve. Ce procédé serait exempt de douleur et donnerait de bons résultats. Digitale ou instrumentale, la dilatation est insuffisante pour guérir à elle seule les hémorroïdes, comme l'a démontré Petit — qui conseille de la faire suivre d'une cautérisation — et surtout Rosenbaum et Thévenard.

Nous pouvons en dire autant du massage préconisé en 1878 par Garrod, massage cadencé dont était partisan Récamier, qui avait pris cette pratique « au charlatan Moltenot », condamné en 1838, par le tribunal d'Orléans, pour avoir pratiqué ce massage (Dujardin-Beaumetz).

L'écrasement des hémorroïdes, rejeté par Verneuil, a été longtemps pratiqué, à l'aide de l'instrument de Chassaignac ou de l'écraseur linéaire de Tésorone (1878), de la pince de Benham. Mais la plupart des chirurgiens partisans de l'écrasement ont fait accompagner ce procédé d'autres méthodes. C'est ainsi que Landström écrasait les bourrelets à l'aide d'une pince spéciale, prismatique, très forte, ayant 7 centimètres de longueur et 5 ^{m}/^{m} de largeur, et terminait par une excision du bourrelet à l'aide des ciseaux. Ses malades, nous dit-il, (il cite 25 cas) ne souffrent pas, ne saignent pas : la technique est facile et l'exécution rapide. Au fond, c'est le procédé préconisé en 1880 par Pollock : on saisit le bourrelet à l'aide des pinces, on l'écrase à sa base, l'ablation est faite à l'aide de ciseaux courbes et on termine par l'introduction dans le rectum d'un suppositoire d'opium.

L'écrasement provoque des hémorragies, des infections et rétrécissements post-opératoires.

La ligature exerce une striction continue et énergique sur le bourrelet. Elle était autrefois appliquée aux tumeurs pédiculisées.

Zuckerkandl (1896) décrit 269 cas avec anesthésie locale traités par la ligature élastique de von Dittel - qui a l'avantage de rester jusqu'à la chute de la tumeur. — La durée du traitement est de 12 jours en moyenne. Pas de complications sérieuses. Quelquefois rétention d'urine. Ce traitement est applicable seulement aux hémorroïdes internes [la muqueuse anale étant très peu sensible à partir d'un centimètre et demi au-dessus de l'ouverture anale, à cause de l'innervation par les branches du nerf hémorroïdal moyen, peu sensible lui-même, comme il a été démontré chez le chien par Snamenski]. Les hémorroïdes externes, au contraire, siégeant sur la portion de la muqueuse qui couvre le dernier centimètre de l'extrémité inférieure du rectum, innervé par les ramuscules du nerf honteux commun, très sensible, ces hémorroïdes ne peuvent être traitées par le procédé de von Dittel à cause de la douleur excessive produite par la ligature élastique.

Ehrich rapporte 58 cas avec 40 guérisons traités dans les cliniques de Königsberg et Rostock par le procédé de Garré et Madelung: anesthésie générale ; dilatation digitale de l'anus ; chaque hémorroïde est saisie à l'aide d'une pince d'Hegar et liée directement ; un tampon de gaze iodoformé, muni d'un fil, est introduit dans le rectum d où on le retire le troisième jour Les fils sont éliminés à la première selle, le cinquième jour.

Spicharny pratique la ligature double selon le procédé de Bodenhamer, avec anesthésie locale, surtout dans les cas de bourrelets volumineux. Il perce la base du bourrelet à l'aide d'une aiguille munie d'un fil double et fait la ligature absolument comme l'on fait la ligature du sac herniaire, lorsqu'on emploie l'aiguille mousse de Championnière. Il cite 71 cas de Skliosowski traités ainsi, de même que trois observations personnelles. Dans 24 cas, on a observé des rétentions d'urine, durant jusqu'à 7 jours ; c'est cette rétention durable qui fait rejeter ce procédé (Ssujetinow). On cite un cas d'hématurie chez un prostatique après ligature. Mattews a eu l'occasion de voir des hémorragies très graves, à la suite de l'application des ligatures (les fils ayant lâché) ; il cite aussi un cas de tétanos après une opération pareille. La ligature a souvent donné lieu à des accidents très graves. Quelquefois on remarque des fistules s'installer à la suite (Manley). C'est cette crainte, ainsi que le rétrécissement ultérieur, qui font ne pas accepter par Brantz l'opération de Riedel vantée par Chlumsty. Armé d'une aiguille courbe munie d'un catgut fort, Riedel perce la muqueuse saine

à la base du bourrelet hémorroïdaire, ramène le fil et, en le
serrant, il le fixe au niveau du bord de l'anus ; à un centimètre de ce point, il en applique un autre et ainsi de suite
jusqu'à ce que le bourrelet hémorroïdaire soit entièrement
percé, il s'oblitère et tombe.

Le procédé de Podrez ressemble beaucoup à celui de Riedel. Goljachowski cite onze cas traités par cette méthode
de *Podrez* (Wratsch).

De tout temps, il y a eu des chirurgiens qui se sont élevés
contre les ligatures. Déjà, en 1826, Richter, et 1844 Chelius,
décrivent la ligature « qui amène souvent des inflammations,
des coliques, rétentions d'urine et vomissements nécessitant
souvent l'enlèvement de la ligature, quelquefois même des
excisions des bourrelets à l'aide de ciseaux ».

Trinkler, considérant que le tampon à demeure dans
le rectum produit des contractions très douloureuses
du sphincter, sous forme de ténesme prolongé, conseille
(avec la ligature et la cautérisation) l'incision du sphincter. La douleur, dans ce cas, disparaîtrait complètement.
Après dilatation, il reconnaît le muscle sphincter externe
et, à quelques centimètres au-dessus de ce muscle, il
commence l'incision qu'il dirige en bas, vers l'extérieur
jusqu'à la peau, intéressant la muqueuse, la sous-muqueuse
et le muscle. L'auteur cite 86 cas : technique facile.

L'énucléation hémorroïdaire de Baumgartner. — On attire
chaque hémorroïde à l'aide d'une petite pince à abaisse-
ment, on fend avec les petits ciseaux courbes longitudina-
lement la peau et la muqueuse que l'on dissèque autour de
chaque bourrelet; la tumeur variqueuse est pour ainsi dire
exfoliée, décollée, latéralement énuclée en partie. On place
alors une ligature à sa base et on la résèque. Les bords de
la plaie sont fermés avec un surjet, le catgut prenant en

même temps la sous-muqueuse. Drain entouré de gaze dans le rectum.

A partir du 6ᵐᵉ jour, il pratique des massages doux à l'aide du doigt et une pommade à la cocaïne, pour faire disparaître les colonnes formées par la suture. Guérison en 8-20 jours.

———————

CHAPITRE V

Observations

Prises dans la Maison de Santé de M. le Professeur Forgue, où nous avons eu l'honneur d'être interne pendant les années 1904, 1905, 1906, 1907, années pleines de profit scientifique pour nous.

OBSERVATION PREMIÈRE

Hémorroïdes totales (internes et externes) volumineuses, douloureuses, hémorragiques. — Cure radicale par le procédé de Vercesco-Potârca — Réunion par seconde intention.

T. Nicolas, 30 ans, médecin à Philippopolis.

A. H. père hémorroïdaire ; mère idem.

Tempérament sanguin ; herpétique et arthritique.

Depuis l'âge de 15 ans, il a été gêné par ses hémorroïdes. De temps en temps, en allant à la selle, il évacue quelques gouttes de sang. — Souvent il se sentait mouillé par le flux hémorroïdal.

Depuis deux ans, après l'effort de la défécation, un paquet hémorroïdal sortait par l'anus et il était obligé de le réduire, la réduction spontanée ne s'effectuant pas. — Souvent il y avait des petites hémorragies (jusqu'à 100 grammes de sang). Ces saignements revenaient à peu près tous les mois et étaient quelquefois précédés par une sensation de douleur et une pesanteur à l'anus.

Souvent la défécation a été très douloureuse. A l'examen, on trouve plusieurs petites grappes d'hémorroïdes externes.

Lorsque le malade pousse en dehors la muqueuse anale, on voit sortir un bourrelet où l'on distingue trois hémorroïdes du volume chacune d'une noisette. Pas d'ulcération de la muqueuse.

État général très bon.

30 mars 1906. — Anesthésie au chloroforme, dilatation digitale de l'anus, excision totale par la méthode du bouchon. Drain rectal.

Suites normales. Au premier pansement, on s'aperçoit d'une légère désunion cutanéo-muqueuse à gauche, mettant à nu une surface granuleuse.

Trois jours après, les dimensions de cette surface étaient augmentées.

Le huitième jour, on administre 30 grammes d'huile de ricin. Après la défécation, la désunion occupait plus de la moitié de la circonférence de l'anus ; la muqueuse s'est rétractée.

Réunion par seconde intention. Au bout de vingt jours, notre confrère est rentré chez lui continuant ses pansements.

Il reste aujourd'hui guéri et n'a jamais présenté de symptômes de rétrécissement.

On lui a conseillé, à son départ, une série de dilatations.

OBSERVATION II

Hémorroïdes internes et externes, volumineuses, procidentes, difficiles à réduire, très hémorragiques. Amaigrissement considérable. Anémie très prononcée. Cure sanglante de Whitehead. Sténose cicatricielle ultérieure.

C. J., 45 ans. Saturargues, canton de Lunel (Hérault).

Le début a été signalé par une hémorragie rectale très abondante : il y a trois ans de cela. Pas d'autres symptômes à ce moment-là. Le malade a toujours été constipé.

Depuis deux ans, il éprouve une sensation de pesanteur à l'anus, et souvent, au moment de la défécation, il présente des petites hémorragies (une dizaine de gouttes, nous dit-il); le sang est tantôt très rouge, tantôt noirâtre. Depuis six mois, il saigne souvent, même après avoir été à la selle, et quelquefois lentement, des heures entières.

Souvent vertiges, deux syncopes. Le malade, très anémié et très amaigri, présente plusieurs tumeurs hémorroïdales externes, en partie ramollies.

La défécation était devenue douloureuse, pénible et par crainte d'hémorragie ultérieure, le malade faisait durer à dessein sa constipation ; il présente, au moment de l'examen, des symptômes de stercorémie.

Après huit jours de traitement général et local et de préparation pour l'intervention, on pratique, le 8 novembre 1905, l'excision totale du cylindre muqueux rectal porteur de bourrelets hémorroïdaires internes ; on suture à la peau le bord inférieur de la section rectale : on pratique l'excision totale pour hémorroïdes internes et externes.

Le soir de l'intervention, à cause de la douleur très intense, nous sommes obligé d'avoir recours à 0 gr. 01 de morphine. Rétention d'urine nécessitant un cathétérisme à l'aide de la sonde de Nélaton : tout paraissait être à l'état normal, les fils sont enlevés le douzième jour ; des petites surfaces granulées restées entre les fils granulent bien.

Le malade semble guéri et part le vingt-troisième jour après l'intervention.

Deux mois après, il nous revient dans un état mauvais : teint terreux, T. 38°, langue chargée ; douleurs abdominales, très fortes à la palpation. Impossibilité de rendre ni gaz, ni matières par le rectum, malgré le régime et l'emploi constant des laxatifs. Toucher impossible, l'index est arrêté par un véritable diaphragme au niveau de l'anus

4

percé à son centre, où l'on sent un petit anneau (permettant le passage d'une plume d'oie) à bords fortement durcis.

A l'aide d'une sonde métallique de femme, on creuse une sorte de tunnel au milieu des matières durcies qui obstruent le bout inférieur de l'intestin. Avec beaucoup de peine on réussit à introduire par cette sonde, à l'aide de la seringue métallique de Guyon, de l'huile dans le rectum. Lorsque les matières ont été en partie ramollies, on donne (se servant toujours de la sonde métallique), un lavement huileux glycériné. — Le malade commence à aller à la selle. Le lendemain, huile de ricin par cuillerée à café, chaque heure, de nouveau un lavement huileux.

Une fois le malade évacué, on commence le traitement par la dilatation progressive et méthodique. Nous nous sommes servis des bougies en stéarine.

Le malade, convenablement dilaté, est parti.

Il se trouve bien aujourd'hui. Son médecin lui a fait, depuis, plusieurs séries de dilatation.

Observation III

Hémorroïdes intenses, procidentes, douloureuses, avec fissure à l'anus. Dilatation anale, excision segmentaire à l'aide du thermocautère. Guérison.

M. C...., 48 ans, professeur, à Montpellier.

Depuis quelques années très constipé. Au mois de mars dernier, il a été pris de vomissements et l'abdomen très distendu était très douloureux à la palpation. Trois jours après, ces phénomènes ont disparu. Depuis deux mois, le malade a remarqué l'apparition au dehors de l'anus de petites tumeurs bosselées, et depuis, irréductibles. Très peu d'hémorragie pendant la défécation, qui est très doulou-

reuse. Depuis un mois, la douleur domine le tableau, elle
est très intense, pendant la marche (quelquefois même
dans la station assise); après la sortie du bol fécal, le malade, en proie à une forte douleur, a la sensation de déchi-
rure, de brûlure s'irradiant vers l'hypogastre. Souvent
ténesme rectal.

Etat actuel. A l'anus, une couronne de petites tumeurs
dont la plus grosse a le volume d'une noisette et la plus petite
d'un petit pois. La consistance des tumeurs est légèrement
dure.

Pas d'hémorragie. En position genu-pectorale, l'écar-
tement de la partie postérieure de l'anus fait entrevoir une
petite fissure.

Excision, le 16 octobre 1907, de cinq petites tumeurs, à
l'aide du thermo-cautère. Après dilatation anale digitale,
sous l'anesthésie à l'éther, 5 pinces à demeure. Suites :
Apyrexie ; deux fois cathétérisme pour rétention d'urine ;
pas de phénomènes inflammatoires. 48 heures après l'intervention, on retire les pinces à demeure ; pansement gras
après lavage périnéal. — Le malade s'est levé le 8e jour. Il
se trouve actuellement très bien.

OBSERVATION IV

V. Jean, 29 ans, Cette, entre le 27 septembre dans un
état d'anémie considérable. Constipé chronique depuis 10
ans. Hémorragie pendant et après la défécation. Sensation
de pesanteur à l'anus. Depuis deux ans procidence d'un
paquet hémorroïdaire irréductible. Il y a 2 mois, hémorragie
très forte, il a pendant 2 heures perdu connaissance. Maigre,
pâle, le malade est très faible et présente une série d'hémor-

roïdes variant du volume d'un pois jusqu'à celui d'une noisette.

Anesthésie à l'éther, dilatation digitale de l'anus, excision de plusieurs grappes internes.

Suites apyrétiques. Extrait thébaïque pendant 3 jours. Les pinces sont enlevées le surlendemain de l'intervention. Cathétérisme, pour rétention d'urine, deux fois.

Huile de ricin le 8° jour. Défécation sans douleur. Le malade part guéri le 12° jour.

OBSERVATION V

Lent.... J., 46 ans, propriétaire à Gignac.

Depuis 8 ans, il a une sensation de pesanteur à l'anus. Très constipé. De temps en temps, au moment et après la défécation, il a des hémorragies rectales faibles. Souvent il sent comme des brûlures dans l'anus. Depuis trois mois il souffre beaucoup et la gêne augmente toujours sous forme de poids dans la région périnéale. — Petit bourrelet externe ayant une saillie ulcérée.

On sent au toucher plusieurs petites tumeurs hémorroïdales internes.

Excision du bourrelet ainsi que de 2 points saillants des hémorroïdes internes, après dilatation anale.

Les suites ont été très simples. Pas de douleurs. Miction spontanée. 7me jour, selle sans douleur. Le 10me jour, le malade est parti dans un excellent état. — Il continue actuellement son travail et ne souffre nullement.

CONCLUSIONS

1° Les indications d'un traitement chirurgical des hémorroïdes sont : les hémorragies répétées et incoercibles, la douleur intense, les crises d'étranglement, la procidence des bourrelets et surtout l'insuffisance ou l'échec d'un traitement médical.

2° La haute fréquence a donné quelques bons résultats surtout dans les cas d'hémorroïdes enflammées; dans les cas chroniques, cette méthode n'est pas suffisante pour amener la guérison et l'on doit avoir recours au traitement chirurgical.

3° L'excision totale, considérée pendant longtemps comme le procédé de choix, n'est pas sans inconvénients. Son exécution n'est pas aussi facile que le comporte la description simplifiée des classiques; l'opération est parfois hémorragique, ce qui est à considérer chez les malades anémiés considérablement par des pertes antérieures; la désunion cutanéo-muqueuse n'est pas une complication rare; la sténose cicatricielle arrive plus souvent qu'on ne l'a publié; il y a danger septique surtout lorsque l'on opère pour des hémorroïdes enflammées.

4° L'excision segmentaire, par quartiers, du bourrelet hémorroïdaire avec pincement à demeure des masses les plus volumineuses du bourrelet, ablation au thermocautère du pli muqueux pincé, trouve des indications avantageuses dans les cas d'insuffisance du traitement médical, d'hémorroïdes enflammées, ulcérées, de bourrelet ne s'étendant pas également sur toute la circonférence du rectum, chez les anémiés et chez les malades âgés.

BIBLIOGRAPHIE

Nous avons réuni cette bibliographie, qui résume à peu près la littérature chirurgicale des hémorroïdes, parce que les chercheurs y peuvent trouver des documents utiles; nous-même nous sommes référé, pour la période contemporaine, à toutes les publications ici citées, que contient la bibliothèque de la Faculté.

ADLER. — Des hémorrh. int. et externes. Journ. of American Assoc. nº 3, 1905.

ANGER (Th.). — Rapport sur le mémoire de M. Fontan. Bull. de la Soc. de chir., t. III, p. 1417; — Discussion sur le traitement des hémorroïdes, Ibid., p. 186, séances des 21 et 28 février 1877.

AGNEW. — Traitement des hémorroïdes. Pacific med. Journ. 1890, Febr. p. 82.

AHREND. — Trait. chirurg. des hémorrh. Dissertation Greifswald 1897.

ALLAIRE. — Trait. des hém. et de la fiss. à l'an. par la H. H. Journ. de méd. de Paris, nº 33.

ALLINGHAM (H.-W.). — A modified method of performing White-head's operation of excision of Piles. Med. Press. and circular, 1888, t. XLV, p. 657.

AMUSSAT (J.). — Mémoire sur la destruction des hémorroïdes internes, par la cautérisation circulaire de leur pédicule avec le caustique à la potasse et à la chaux. Paris, 1846.

ANDREW. — Times and Register 1892, Dez 10 et 17.

ANÉ. — Procédé de Whitehead-Picqué. Thèse, Paris, 1897-1898.

ARMSTRONG. — Times and Register 1892, Dez 10 et 17.

ARONE. — Etude historique des hémorrh., France méd. Paris, 1906.

BACON. — 230 cas d'hémorroïdes traités avec succès par la ligature. The journal of the Americ. med. March. 3-1900.

BALL (sir C.). — Leçon clin. sur le trait chir. des hémorrh. int. Med. Press and circ. London, 1906, nº 5, LXXXIII, 378-380.

BALTAR-CORTES. — Le procédé de Vercesco-Potârca. Rev. de méd. y chirurg. pract. Madrid, 1904, p. 213.

BARANCY. — Whitehead; anest. locale par la stovaïne. Poitou-Médical. Poitiers, 1905, p. 149.

BARWINKEL. — Des hémorrhoïdes chez les enfants en bas âge. Munch. Med. Wochenschr., n° 12. 1900.

BAUDET (L.). — A propos d'un nouveau procédé opér. des hémorrh. (Vercesco-Potârea). Thèse de Montpellier, 1906.

BAUMGARTNER. — L'enucléation des hémorrhoïdes. — Compte rendu du 25me Congr. all. de chirurgie.

BAZY. — De l'emploi de la pince-cautère écrasante dans le trait. des hémorrh. France méd., 83, II, n° 22.

BECK. — The value of ethereal solution of jodoform in the treatment of hemorrh. (New-York, Med. Journ. 1894, n° 3).

BELL. — Lehrbegriff der Wundarzneikunst. Leipzig, 1809.

BENHAM. — Clamp for the treatment of hemorrhoïds by « crushing ». Lancet, July, 3.

BERBERICH. — Inaug-dissert. Bonn, 1880.

BLACKWOOD. — Treat. of hemorrh. by injection. New-York, Med. record 2me partie.

BLOCH (Paris). — Trait. des hémorrh. par la H. F. Bull. off. de la Soc. d'électr. et radiol. 1904.

BLOCK (O. E.).— A modif. of Earl's pile-clamp Louisville Months, Journ. med. and Surg, 1905-06, XII, 248.

BODENHAMER.— The ligation of hem. tumors. New-York, Med. rec. Aug. 7, 1880.
—   — Bull. de la Soc. de chir. Paris, 1859.

BOKENHAM.—Trait. des hémorrh. par la H.F. The Lancet, juillet 1903.

BONMARITO. — Cure. rad. par le proc. de Whetehead, 1902. Clinica chirurgica.

BOYER. — Bulletin de thérapeutique. 1847.

BRAATZ. — Compte rendu du 31me Congrès allem. de chirurgie.
—   « Deutsche Arztezeitung » 1900, 18me fasc.

BRAV. — Diagn. et trait. des hémorrh. int. Med.-chir. Journ. Philadelphie, 1906, n° 5, 25-32.

BYFORD. — Treat. of. hemorrhoïds by the plastic method. Annals of Surgery March, 1899. — Dilatation et excision partielle.

CHELIUS. — Handb f. chirurgie Wien, 1844.

CHLUMSKY. — Compte rendu du 12me Congr. Polonais de chirurgie.

CHRISTOFARI. — Thèse de Paris, 1836, (inspirée par les leçons de Verneuil).

CLUNET. — Hémorrh. int. fluentes chez une fillette de 3 ans, hémorragie considérable, anémie; extirp. des paq. variq. Ann. de méd. et chir. inf. Paris, 1906, X, 91.

COATES. — On an operation for the removal of internal piles Bull. med. journ. Aug. 27, p. 350.

COMBY. — Arch. de méd. des enf., n° 11, 1904. Journ. de L. Champ, 1904, p. 851, les hémorrh. chez les enfants.

COURBY-HOUZEL.— Les hémorrh. chez les enf. Journ. de méd., n° 22, p. 851, 1904.

COURCIÈNES. — Résultats éloignés du trait. des hémorr. par le proc. Whitehead. Thèse Paris, 1907.

CURLING. — Diseases of the rectum.

CZERNY. — Fortschritte der Chirurgie. Hardens : Zukunft, 1903.

DAVIS. — Cure rad. des hémorrh. avec anesthésie locale. Transactions of the Philadelphia academy of Surgery. Annals of Surgery, 1902, juin.

DEAVER. — Times a Register, 1902, 10 et 17 décembre.

DEMAY DE CERTANT. — Trait. des hémorrh. par l'adrénaline, 1904. Journ. de méd. de Bordeaux et Journ. de méd. de Paris, 1904, n° 40.

DELBET. — V. Monod. Disc. soc. chir., Paris, 1899.

DELFERN et LAGUERRIÈRE. — Courants de H. F. et hémorrh. Presse méd. 33, 1905.

DELESTANG. — Choix d'un procédé opér. dans le trait. chir. des hémorrh. Thèse, Paris, 1893, n° 97.

DELORME. — Sur le trait. des hémorrh. Bull. et mém. de la Soc. de chir. de Paris, 1892, p. 498.

DESPRÈS. — Sur les hémorrh. int. et leur traitem. Gazet. des hôp., 82. 1879.

DEVILLIERS (D.), Trait. des hémorrh. par l'hamamélis virginica et l'adrénaline. Thèse, Paris, 1902, n° 522.

DJAKONOW. — Trait. des hémorrh. — Chirurgia, t. VII, 39, 1900. — Excision totale.

DJEMIL-PACHA. — Nouvel instr. p. le tr. chir. des hémorrh. Bull. et mém. de la Soc. de chir. de Paris, n° 26, 1904.

DOUMER. — Trait. des hém. aiguës par les courants de haute fréquence. Congrès d'électro et rad. méd. Paris, 1900.

Draw. — Diagn. et trait. des hémorrh. int. Med. News. juillet, 2.

Drew (D.). The treat. of piles, prolapse and procidentia recti. clin. Journ. London, 1906, XXVIII. 109-112.

Dubreuil et P. Richard. — Veines du rectum. (Physiologie pathologique des hémorrh. Arch. physiol. t. 1, p., 233.

Dujardin-Beaumetz. — Leçons de clinique thérapeutique, 6me édit., t. 1, p. 829.

Duplay. — Diagn. et trait. des hémorrh. Progr. médic. 1896, no 14.

Dupraz. — Sur un nouveau procédé d'extirpation des hémorrh. Bull. et mém. de la Soc. de chir., no 25, 1900. Procédé de Whit, légèrement modifié.

Durbacher. — Trait. des hémorrh. par l'inject. de glycérine phéniquée. Dissert. Kiel, 1899.

Duret. — Archives de médecine, décemb. 1870, p. 643.

— Notes sur la disposition des veines du rectum et de l'anus et quelques anasthomoses peu connues du système porte.Comm. à la Soc. anat., 23 mars 1877.

Ehrich. — Zur Ligaturbe handlung der Hämorrh. von Bruns'ches Archiv. 1902, Bd 35, no 1 et Beiträge z. Klin. chirurgie, t. XXXV.

Ela. — Some observations on the surgical treatment of rectal affections. Boston, med journ. 7 juillet.

Eliot. — A new operation for hemorrhoïds. Med. news. Dec. 1, 1900. Extirpation partielle.

Erdmann. — Trait. des hémorrh. Wiener medic. Blatter, nos 36 et 37 1898.

Esmarch. — Chirurgische Technik.

— Die Krankheiten des Mastdarmes. Stuttgart 1887, p. 166.

Everett. — The physiological cures of hemorrh. Philadelp. Med. and Surg. rep. Febr. 15.

Fedden (W-F.). Les sympt. des hémorrh. int. et le trait. au début. Treatment London, 1905-06, IX, 726-730.

— The oper. treat. of int. piles. Treatment London, 1906-07, X, 21-25.

Fontan. — Traitement des hémorrh. pour la dilatation forcée. Mon. thérap. de Paris, 1875-1877.

— Mémoire sur le même sujet. Paris, 1877.

FORGUE. — Précis de pathologie externe, 3me édit., 1907.

FORGUE et RECLUS. — Thérap. chirurg., t. II, p. 869.

FRANCHIS (Guiseppe de). — Contrib. au trait. opér. des hémorrh. volum. — Gazz. degli ospedati et delle cliniche, 1904, n° 109.

FREUND. — Le trait. non chirurg. des hémorrh. Algem. Mediz. Contralzeitung, 14, 1905.

GARROD. — The clinic XIV, 9 mars 1878, p. 106.

GILBERT et LEREBOULLET.— L'origine hépatique des hémorrh. Journ. de méd. et chir. prat., n° 21, 1905.

GIBBS. — The clamp and cautery operation for hemorrhoïdes. New-York, Med. Journ. 1890, t. I, p. 462.

GILMAN (C.-S.). — Hem. and. their treatm. Boston Méd. and Surg. 1907, CLVI, 468-472.

GOLDMANN (E.-E.). — Les hémorrh. situées très haut causant des hémorragies occultes. Zentr. f. chir. Leipzig, 1906, XXX, 713-715.

GOLJACHOWSKI. — Radikaloperation der Hamorohoïdalknoten mit Umstechung derselben nach methode des prof. Podroz. — Wratsch, 1895, n° 25 et 27.

GOSSELIN. — Leçons sur les hémorrhoïdes. Paris, 1866, in-8°.

GRAVIER-SAINTE-LUCE. — Indic. génér. du trait. des hémorrh. Exposé et choix des procédés. Thèse de Paris, 1898, n° 530.

GROSS. — Centralbl. f. Chirurgie, 1900.

GUY. — Recherches sur les propr. thérapeutiques, chimiques et physiologiques de l'Hamamelis virginaca, in Thèse de Paris, 1884.

HAMILTON. — A neud hemorrh. clamp. Columbus med. journ. 1905, XXIX, 499-501.

HARTMANN. — Chirurgie du rectum. Paris, G. Stinh. 449, 1895.

HAY. — The treatment of piles by the injection of carbolic acid. Med. and surg. reports of the Boston city hosp. 1901, XII série.

HEISTER. — Chirurgie Nürnberg, 1724, p. 769, ff.

HENDERSON. — A new operation for the radical cure of hemorrhoïds. Journ. of the times med. assoc., 1895, febr. 23.

HIPPOCRATE. — Ed. Kuhn T. III, p. 340.

HIRSCHHORN. — Trait. des hémorrh. par l' « Analan ». Algem-Wiener Med. zeit. 1901, n° 39.

HIRSCHKRON (J.). — Ueber Heil. der Hamor. ohne oper. û. Einwirkung auf die Psyche. Dtsch. Aertz. Ztg. Berl. 1906, 533-535.

HIRST (B. Cooke). — Stricture of the rectum following a Whitehead operation for hemorrhoids, Med. news. Philadelphia, 1894, t. I, p. 347.

HOUSTON. — Doublin journ. of med. Sc., 1843, t. LVII, p. 584.

HOUZEL (G.). — Trait. des hémorrh. chez les enfants. Thèse de Paris, 1907, juillet.

IMBERT (L.). — Trait. des hémorrh. par la haute fréquence. Marseille-Médical, n° 19, 1er octobre 1907.

JAFFE. — Centralblatt f. Chir. 1883.

JOUANNE. — Thèse de Paris (Steinheil). L'origine hépatique des hémorrhoïdes, 1905.

JOULIA. — Trait. des hémorrh. par la H. F. Ann. d'électr. et radiothér. 1902, n° 1.

JUVARA. — Procédé de Jonnesco. Arch. des sciences médic., 1896, Bukarest, n° 2.

KAREWSKI. — Trait. des hémorrh. Thérapie der Gegenwart, octobre 1899.

KELSEY. — Trait. des hém. par inj. d'ac. phénique. Méd. journ. of New-York, 1882.
— The treatment of hemorrhoids by injection. Americ journ. of the Med. scienc., 1885, juillet.
— How to treat. hemorrhoids by inject. of carbolic acid? New-York Med. journ., vol. XLII, n° 21, p. 545.
— A new clamp. for the oper. of hemorrh. N-Y., Med. journ. 1905, p. 778.

KIRSCH. — Les diff. traitem. des hémorrh. Diss. Kiel, 1901.

KOCHER. — Compte rendu du 31mo Congr. allem. de chirurgie.

KONIG. — Lehrbuch f. chirurgie.
— Compte rendu du 25mo Congr. allem. de chirurgie.

KOSSOBUDSKJI. — Thérap. des hémorrh. (en russe) kusskeija medizina, 1889, n° 20.

KUHN (F.). — La diète des hémorrh. Aertzl. Rundschau. München, 1906, XVI, 1907, p. 199.
— Gymnastique et massage des hémorrhoïdaires. Aertzl. Rundsch. Munich, 1906, XVI.
— Haemorrhoïdalpessar, ibid. 250.

Labaume. — Le proc. de Whitehad. Th. de Lyon, 1898.

Lafourcade. — Sur un procédé d'excision des hémorrh. Arch. prov. de chirur., 1897, n° 5.

Lancéreaux. — Les hémorrh. Gaz. des hôp., 1901, n° 3.

Landowski. — De l'emploi de l'eau chaude dans le trait. des hémorrh. Journ. de Thér., n° 15.

Landström. — Centralblat. f. chir. 1903. fasc. 27. Nouveau trait. p. guérir les hémorrh.

Lange. — Compte rendu du 16mo Congr. allem. de chir.

— Festschrift zur Feier des 70 jährigen geburtstages Friedrichs von Esmarch, 9, I, 1893.

Langot (W.-L.). Les hémorrh. et leur trait. par la pince écrasante. Th. de Paris, 1883, n° 442.

Laplace. — The removal of internal hemorrhoïds by excision. N.-Y. Med. journ., 1904, p. 1212.

Laroyenne. — Essai de réhabilitation du traitem. des hémorrh. par la caütérisation après dilatation. Soc. de chir. de Lyon. 1898. Lyon médical, n° 42. Province médicale, 31. 1898.

v. Lavandal. — Trait. chir. des hémorrh. Wiener Med. Presse, n° 8, 1903.

Le Dentu et Delbet. — Traité de chirurgie, t. VIII, p. 508.

Lederer (O.). — Ueber die dauerresultate der v. Langenbeckschen Hämorrhoïden operationen. Wien. Klin-Rundschau, 1906, XX, 548-549.

Liebermann. — Compte rendu du 12mo Congrès polon. de chir. 1902, Przeglad lekarski, 1902, n° 45.

Lofton. — Hot decinormal salt solution injections in the treatment of hemorrhoïds, New-York, Med. records, 1903.

Mandelberg. — Trait. des hémorrh. Jushno-russkaja medizinskaïa gaseta, 1906, n° 33-35. Procédé de Schalita.

Manley. — Ueber Hämorrh. Times and register 1892, 10 et 17 déc.

Marques (H.). Plusieurs cas d'hemorrhoïdés traités avec succès par les courants de haute fréquence (Montp. méd., juillet, 1904.

Marion. — Manuel de Thérap. chirurg., Paris, 1907.

Martin (A.). Procédé de Whitehead-Delorme. Th. de Paris, 1902, n° 318.

Martin (C.-F.).— The ambul-treat. of int. hem. Ann. med. Phila. 1905, X, 904-906.

MATTHEWS. — Some observations after mille opérations for hemorrh. Journ. of the Amer. assoc., 1888, vol. XI, 22.

Mc LEAN (A.). — A new hemorrh.-clamp. M. soc. Detroit, 1905, IV, 592.

MEESSEMAEKER. — Trait. chir. des hémorrh. Thèse Paris, 1892, n° 335.

MIKULIZ. — Compte rendu 25me Congr. allem. de chir.

MILES (W.-E.). — A new forceps for hemorrh. Lancet, London, 1905, ii 1693.

MILLIERI (Daniel). — Traité des maladies du rectum et de l'anus, Paris, 1877.

MITCHELL. — Un procédé simple p. opérer les hémorrh. British, Med. journ. Février, 28, 1903.

MOLÉ (C.). Conni anatomici dell' intestino retto è contributo alla struttura dei tumori emorroïdari. Tommassi, Napoli, 1905-06, i 529-533.

MONOD. — De la cure chir. des hémorrh. — Discussion. — Bull. et mém. de la Soc. de chir. de Paris, F. XXV, p. 533, n°s 19, 20, 23, 24, 25.

MONOD et VANVERTS. — Traité de technique opératoire. Paris, 1902.

MOSSÉ. — L'adrénaline dans un cas d'hémorrh. irréductibles avec menace d'étranglement. Soc. méd. des hôp., Paris, 1903.

MUMMERY (P.-L.). On the oper. for int. hemorrh. Clin. J. Lond., 1905-06, XXVII, 391-394.

NAEGELI-AKERBLOM. — Trait. méd. des hémorrhoïdes. Algem. Med. Centralblatt, 1906, n° 64.

NANNOTTI. — Contributo alla conoscenza della patozenesi delle emorroïde. Clin. propedeutica è Patalogica spéciale chirurgica della R. Università di Pisa. Riforma Med., 1892, juillet, 27.

NIMIER. — V. Monod. Disc. Soc. de chir. Paris, 1899.

NOVÉ-JOSSERAND. — Le «Whitehead» dans le trait. des hémorrh. Soc. de chir. de Lyon. Province médicale, n° 40. Lyon médical, n° 42, 1898.

ORMSBY. — On diseases of the rectum. Medical Press. 1901. Janvier 16, février 6.

OZENNE. — Les hémorrh. Bibl. Charcot-Debove. Paris, Rueff.

PARISKI (N.-W.). — Trait. des hémorrh. par la dilat. forcée. Protokol. Impertarskawo medizinskaw obschtschestwa, 1896, n° 19.

Parsons. — Sur les hémorrhoïdes. Times and Register, 1892, Dez. 10 et 17.

Pedden. — Trait. chir. des hémorrh. internes. Treatment London, 1906, 7, A. 21-25.

Penrose. — Excision of hemorrhoïds. Med. and surg. Reporter, 1890.

Picqué (L.). — Indic. opér. et trait. des hémorrh. Semaine méd., no 33, 1899.

Pilcher. — On the pathology and treatment of agravated hemorrh. Annals of surgery, vol. XI, p. 319-328.

— L.-S. An improved technique f. oper. for the removal of hemorrh. Brooklyn, M. journ., 1906, XX, 189, 213-215.

— Individual excision and suture in ope rating for the removal of hemorrh. Ann. Surg. Phila, 1906, XLIV, 275-280, 8 pl.

Pivani. — Contrib. au trait. des hémorr. par les courants de haute fréq. et de h. tension. Ann. di Electric-medica. Terapia fisica, 1902, no 20.

— Le correnti stertziane nella cura delle emoroïdi. Ann. di Electricitæ med., 1902.

Poenaru-Caplesco. — Tratamentul radical al hemoroizilori. Spitalul, Bucuresci, 1906. XXVI, 412, 462.

Poirier. — V. Monod. Disc. Soc. chir. Paris, 1899.

Pollock. — Lancet II, 1er juillet 1880.

Potarka. — Sur un nouveau proc. opér. des hém. Rev. de chir. XXI, no 5, 1902.

Pridgin. — Teale. Detail in surgery. Operations for hemorrhoïds. The Lancet Mayt, 1898.

Pruno. — Le emorroïdi guarite. Varezze. Ugo Basso edit.,1897.

Quenu. — Congrès franç. de chir. Paris, 1893, p. 467.

— Bull. et mém. de la Soc. de chir. Paris, 1892, p. 502.

— Presse médicale, no 50, 1898.

Quenu et Hartmann. — Chir. du rect., 1895, p. 449.

Randel. — A simple oper. of piles. Practitioner Lond., 1906, LX-XVII, 109.

Raschkow. — Inaug., dissert., trait. des hémorr. Breslau, 1898.

Raselkow. — Contr. à l'étude histologique anatomo-path. dans le trait. local des hémorrh. Dissert. Breslau, 1898.

— 64 —

RAUCH. — Uber Naftalan bei Hamorrhoiden. Deutsche medizinische Wochenschrift, 1900. 39.

RECLUS. — Trait. des hém. Gaz. des hôp., 1893, n° 35.

— Sur le traitem. des hémorrh. Bull. et mém. de la Soc. de chir. de Paris et T., XVIII, p. 502.

REINBACH.— L'excision des hémorrh. Bruns'sche Beiträge, tome 23, n° 3.

— Anat. path. et clinique des hémorrh. Beitr. z. Klin. chir., t. XIX, n° 1.

— Excision des hémorrh.Beitr. zur Klinischen Chirurgie, t. XXIII.

REMINGTON. — Simple opér. for the radic. treat. of hemorrhoïds. Journ. of the Amer. Med. assoc., 1901.

REVENSDORF. — Le trait. chirurg. des hémorrh. Disc. Kiel, 1903.

RICHET. — Gaz. des hôp., n° 60, 1881.

RICARD. — Comment doit-on traiter les hémorrhoïdes. Gazette des hôpitaux, 1895.

RICARD et LAUNAY. — Traité de thérap. chirurg., p. 643.

RIEDEL. — Compte rendu du 31me Congr. allem. de chirurg., 1902. Umstechung der hémorrh. vom Analrandeaus.

RIEDINGER. — Trait. des hemorrh. Deutsche Med. Woch. Leipz. et Berl., 1906. XXXII, 1361-1366.

ROBIN. — Trait. des hémorrh. Journ. de méd. de Paris, n° 26, 1905, et leçon clinique, in journal de Lucas Champ. 1906, p. 813.

ROGERS (C.-P.). — The radic. treatment of. hemorrhoïds. Georgia Pract. Savannah, 1905, p. 225.

ROMAN. — V. Baracz. Trait. des hémorrh. prolabées. Centralbl., f. chir. n° 17, 1905.

ROSEMBAUM. — Résultats immédiats et éloignés du trait. des hémorrh. par la dilat. forcée. Thèse de Paris, 1895.

ROUX. — Trait. des hémorrhoïdes. Thérap. Monastheft, 1895, n° 3.

RUBZOW. — Trait. des hémorrh. par la ligature. Chirurgitscheskaja letopis, 1895, t. V, n° 6.

RYDYGIER.—Sur les hémorrhoïdes. Nowiny lekarski, n°° 11 et 12, 1898.

SBORDONE (A.).— Sulla Sindrome emmoroïdaria. Tommasi, Napoli, 1905-06, i 127-135.

SCHALITA. — Traitem. des hémorrh. Wratsch., 1885, 35.

— Trait. des hémorrh. par l'injection d'un mélange de cocaïne et acide phénique. Wiener. Medizin. Blatter, n° 46, 1899.

SCHLECHT. — Trait. des hémorrh. Dissert. Konigsberg, 1904.

SCHUVERDA. — Nebennierenpraeparate gegen hemorrh. Berl. Klin. Therap., Woch. 1906. XIII.

SCHWALBE. — Wirchows archiv. LXXVI, 3, p. 511, 1879.

SCHWARTZ. — Revue générale de clinique et de thérapeutique, n° 66. Avril 1899.

SENDLER. — Compte rendu du 31me Congr. allem. de chir. Zentr.- f. chir., 1893.

SERBANESCOU. — Compte rendu des opér. faites en 1901 à l'hôpital « Filantropia ». Bucarest, Revista dechirurgie, 1902. — Cure radicale des hémorrh. par le procédé de Kiriac (ligature et excision au thermo).

SHDANOW. (P.) Trait. des fiss. et des hémorrh. par les courants de haute fréq. Gaseta Botkina, 1900, n° 30 — et St-Pétersb. 1905, 240 p. in-8°.

SKILLERN. — A new form of hemorrhoidal forceps. Philadelphia, Med. times, 1883, novembre.

SLECK. — Compte rendu du 12me Congr. polon. de chir.

SMIORODSKI. — Trait. des hémorrh. Anesthésie avec la cocaïne et le chloroforme. Chirurzitschleski. Westrich, 1890. Avril-mai.

SMITH. — Lancet, 1871, t. I, p. 561, mars 1880. — Lancet, 1893, t. I, p. 459.

SNAMENSKI. — Sur la ligature des hémorrh. Moscou, 1884.

SPAAK.— Le trait. améric. des hémorrh. Journ. de méd. de Bruxelles, septembre 1880, t. LXXI, p. 211.

SPICHARNY. — Ligature des hémorrh. Times and register, 1892, 10 et 17 décembre.

SSUJETINOW. — Trait. des hémorrh. Moscou, 1901.

— Compte rendu du 1er Congr. russe de chir. Moskou.

STEIN. — Traitement des hémorrhoïdes. Wiener mediz. Wochens- chr. 1896, n° 50.

SUTHERLAND (W.-G.). Trait. des hémorrh. Practitioner. London, 1906, LXXVIII, 111-116.

SVENSSON. — Hygiea, LXIII, 7 S. 344, juillet 1881.

SYMONDS (C.-J.). — The treat of hemorrh. Guy's Hosp. gas. London, 1906, XX, 439-444.

TALKE. — Ueber die Endresultate der von Langenbeckenschen Hä- morrhoïden operation. Beitr. z. klinischen chirurgie, 1902, t. 33, n° 6.

TATARINOFF (D.-I.). — Haemorrhoïds Raboti· Hosp. khirurg. klin. Djakonova, Mosk., 1905, 30-114, 1 pl.

TÉDENAT. — Leçons cliniques faites à l'hôp. suburbain, 1900.

TEICHMANN. — Trait. des hémorrh. par le procédé de Whitehead Dissertation. Leipzig, n° 28, 1898.

TEISSIER. — Traitement des flux des hémorroïdaux trop abondants pour l'usage de la mille-feuille. Bull. de thérap., t. III, p. 170.

TÉSORONE. — Ecraseur linéaire p. les tumeurs hémorroïdales. Paris, 1878.

THELWALL (Thomas). An operation for hemorrhoïd. Brit. Med. journ. 1898, nov. 26. — Excision partielle suivie de suture.

THÉVENARD. — Des procédés opératoires appliqués à la cure radicale des hémorrh. Gaz. des hôp., 1895, n° 16.

THIELLÉ. — Ann. d'électr. et radiothér. 1903, n° 4. Trait. des hémorrh. par la H. F.

THIELE. — Trait. des hémorrh. par l'inj. de glycérine phéniquée. Deutsche med. Wochenschr., 1902, n° 22.

THOMAS. — An oper. for nemor. Brit. Med. journ., nov. 26, 1898.

THOMPSON. — Whiteheads operation for haemorrhoïds. Med. chronicle, 1893, août.

TILLAUX. — Trait. des hémorrh. Rev. générale de clinique et de thérap. Paris, 1905, p. 337.

TRZEBICKY. — Compte rendu du 12ᵐᵉ Congr. pol. de chir.

TRÉLAT. — Anémie hémorrhoïdaire, dilatation forcée de l'anus. Progrès médical, 1887, n° 20.

TRINKLER. — Technique des opérations faites dans les hémorrh. Zentralbl. f. chir., 1898.

TRZEBICKY. Compte rendu du 12ᵐᵉ Congr. pol. de chir.

TUFFIER. — V. Monod. Soc. de chir. Paris, 1895.

TURNER. — Sur les hémorrh. Médical News. sept. 1900.

VAUGE.— The painless cure of internal haemorrhoïds. Philad. Med., and. surg. rep. May. 8.

VERGESCO. — Trait. des hémorrh. Gaz. des hôp., 1900.
— Nouv. proc. d'ext. des tum. hémorrh., XIIIᵐᵉ Congr.intern. de méd.

VERNEUIL.— Physiologie pathologique et étiologie des rétrécissements qui suivent l'ablation circulaire des hémorrh. Bull. de la Soc. de chir. Paris, 1858-1859, t. IX, p. 304-305.

— Le trait. des hémorrh. par la dilat. Gaz. des hôp., 87, n⁰ 30.

— De la cure des hémorrh. Gaz. des hôp. 84, p. 426.

VERON.— Du trait. chirurg. et en part. de la cure sangl. des hémorrh. proc. de Whit. Thèse de Paris, 1899, n⁰ 102.

VILLARD. — Trait. des hémorrh. par le proc. de Wh. modifié. Lyon médic, 1907, VIII. 1046. Disc. à la Soc. de chir. de Lyon, mars, 1907.

VIRCHOW. — Geschwulste. Band III, p. 427. ff.

VIRDIA.— Trait. chir. des hémorr. 1902. Gaz. internaz. di med. prat. n⁰ 17-20.

WACHTEL. —12ᵐᵉ Congr. polon. de chir. Crakovie.

WALAEUS. — Med. prast. cap. 18.

WALKER. — Treatment of anal fissure and haemorrhoïds by graduel dilatation. New-York, Med. journ., vol. XL, IV, p. 128.

WANNEBROUCQ. — Des hémorroïdes et particulièrement du mécanisme de leur production et de leur traitement par la distension anale. Lille, 1877.

WHITEHEAD.— The surgical treatment of haemorrhoïds. Britisch Med. Journ. 1882, n⁰ 1101.

— Tree hundred Consecutives cases of hemorrhoïds cured by excision. Britisch Med. journ., 1887, t. I, p. 449.

— Réponse à M. Kelsey. N.-Y., Med. journ. février, 1890.

WOHLGEMUTH. — Sur un cas d'infection staphylococcique singulière (Staphylomycosis mulitplex metastatica de Kocher et Tavel), après une ablation d'hémorrhoïdes. Berl. Klin. Wochens, 1898, n⁰ 36.

WOLKOWITSCH. — L'opération normale des hémorrhoïdes. Wratsch, 1894, n⁰ 45.

— L'excision totale Lgetopis russkoi chirurgii, 1900, n⁰ 4.

WOROBJEW. — Anat. pat. et pathogénèse des hémorrh. Eshenedelnik, 1901, n⁰ˢ 13 et 14.

ZIMMERN. — Thérap. phys. des hémorrh. et de leurs complic. Presse méd. n⁰ 4, 1905.

ZUCKERKANDEL. — Elastische Ligatur den hamorrhoïdalknoten nach Dittel, Wiener Med. Presse, 1896, n⁰ 20.

SERMENT

En présence des Maîtres de cette École, de mes chers Condisciples et devant l'effigie d'Hippocrate, je promets et je jure, au nom de l'Être Suprême, d'être fidèle aux lois de l'honneur et de la probité dans l'exercice de la Médecine. Je donnerai mes soins gratuits à l'indigent et n'exigerai jamais un salaire au-dessus de mon travail. Admis dans l'intérieur des maisons, mes yeux ne verront pas ce qui s'y passe; ma langue taira les secrets qui me seront confiés et mon état ne servira pas à corrompre les mœurs ni à favoriser le crime.

Respectueux et reconnaissant envers mes Maîtres, je rendrai à leurs enfants l'instruction que j'ai reçue de leurs pères.

Que les hommes m'accordent leur estime si je suis fidèle à mes promesses.

Que je sois couvert d'opprobre et méprisé de mes confrères si j'y manque.

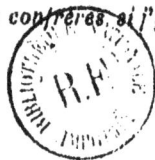

www.ingramcontent.com/pod-product-compliance
Lightning Source LLC
Chambersburg PA
CBHW070854210326
41521CB00010B/1930